AF336580

HOPITAL MILITAIRE DE PERFECTIONNEMENT

Au Val-de-Grâce.

ORDRE

RELATIF

AU SERVICE CHIRURGICAL,

SUIVI D'UNE

INSTRUCTION

SUR LA

Tenue des Cahiers de Visite.

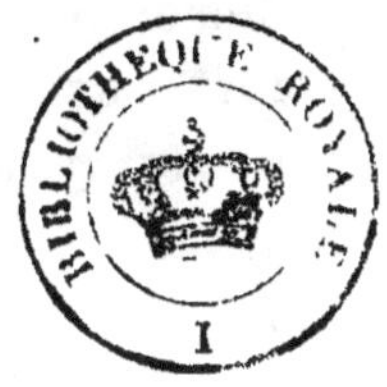

PARIS.

IMPRIMERIE DE LEBÈGUE,

Rue des Noyers, 8.

1837.

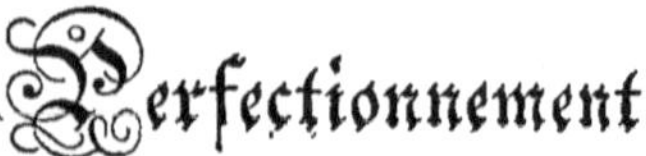

Hôpital militaire de Perfectionnement

AU VAL-DE-GRACE.

ORDRE

RELATIF

AU SERVICE CHIRURGICAL.

CHIRURGIENS DE GARDE.

LA garde sera faite, conformément à ce qui est prescrit par le Réglement pour les Hôpitaux d'Instruction, les malades étant au-dessous de 600, par un Sous-Aide et un Elève; lorsque le nombre des malades dépassera 600, il y aura, avec le Sous-Aide, deux Elèves de garde : dans des cas imprévus, ce service pourra être doublé ou triplé.

Les Chirurgiens de garde seront en uniforme : il leur est expressément défendu de se coucher, devant toujours être prêts à porter des secours partout où il serait nécessaire. Leur garde commence à l'issue de la visite du matin, et finit le lendemain à pareille heure. Les tours de garde sont commandés par un Aide-Major, suivant l'ordre d'ancienneté à l'Hôpital.

Les Chirurgiens de garde reçoivent les entrans et indiquent les salles où ils doivent être placés ; il leur est recommandé d'envoyer toujours les maladies ou les blessures les plus graves dans les salles de clinique.

L'un des Chirurgiens de garde timbre le billet d'entrée du genre de la maladie dont le militaire est atteint, le signe et le fait remettre immédiatement à l'Officier d'Administration préposé aux entrées ; il fait des bons pour les alimens et les médicamens qu'il croit devoir donner à l'entrant qui vient d'être reçu, panse les blessures qu'il peut avoir, et pourvoie à tous les autres soins que l'état morbide peut exiger. Il arrive quelquefois que la maladie indiquée sur le billet d'entrée paraît trop légère pour nécessiter un traitement à l'Hôpital ; dans ce cas, le Chirurgien de garde en rend compte, lors de la visite du soir, à l'Officier de Santé chef de service, lequel prononce, s'il y a lieu, la sortie du militaire pour le lendemain. Si plusieurs maladies, nécessitant un séjour à l'Hôpital, existent en même temps, le Chirurgien de garde timbre le billet de la maladie qu'il est le plus pressant de traiter. S'il juge, pour un cas grave, la présence du Médecin ou du Chirurgien en Chef nécessaire, il les en informe sur-le-champ ; un semblable avis doit également leur être donné pour les malades en traitement, lorsqu'il leur survient quelque accident extraordinaire.

Il est recommandé aux Chirurgiens de garde de veiller à ce que les infirmiers lavent soigneusement les mains et les pieds aux malades entrans ; cette règle n'admet d'exception que la propreté qui la rendrait inutile. Leur surveillance s'exerce sur tous les malades et sur toutes les parties du service pendant les vingt-quatre heures ; ils sont particulièrement chargés des prescriptions à faire aux entrans en même temps qu'ils les exécutent ou en assurent l'exécution.

Le Sous-Aide fait des visites dans les salles plusieurs fois dans la journée pour s'assurer si les malades reçoivent les soins qui leur sont nécessaires; il examine plus particulièrement ceux qui sont recommandés, afin de pouvoir en rendre compte; prend note du retour des accès de fièvre intermittente, des accès d'épilepsie, des accidens qui auraient nécessité la suppression des alimens ou des médicamens ordonnés à la visite; il porte son attention sur la propreté, l'éclairage et le chauffage, l'administration des bains et autres détails sur lesquels il doit faire son rapport.

Le Sous-Aide de garde constate les décès et fait transporter les corps dans le lieu à ce destiné.

L'Elève de garde fait prendre devant lui les frictions aux galeux, en hiver à six heures du soir et en été à sept heures.

SERVICE DE GARDE A LA PHARMACIE.

Quelque soit le nombre des malades, hors le cas de nécessité dans des circonstances extraordinaires, il n'y aura qu'un Chirurgien-Sous-Aide et un Elève de garde à la Pharmacie; ils seront également en uniforme, ne pourront se coucher, et ne laisseront jamais ignorer où ils se trouvent, dans le cas où, pour un devoir quelconque de service, ils seraient obligés de sortir. Les fonctions des Chirurgiens de garde à la Pharmacie consistent à délivrer les médicamens portés sur les bons des Chirurgiens de garde près des malades; à préparer, selon les règles du formulaire, ceux dont la composition serait indiquée par ces bons, ou prescrite par les Officiers de Santé chefs de service dans l'intervalle des visites ou à la visite du soir ; à distribuer quelquefois *eux-mêmes et à faire prendre devant eux* aux malades certains médicamens dont l'administration ne peut être confiée aux infirmiers. Le Chirurgien Élève de garde à la Pharmacie distribue, aux heures indiquées ci-dessus, les frictions prescrites aux galeux.

Recevant pour les préparations éventuelles de la journée des bases médicamenteuses, des matières sucrées et autres substances dont le besoin serait prévu, le Sous-Aide doit rendre le lendemain compte de leur emploi au Pharmacien en chef, et lui en remettre le surplus.

Les tours de garde à la Pharmacie sont commandés par un Pharmacien Aide-Major, suivant l'ordre d'ancienneté à l'Hôpital.

SERVICE DES SALLES.

Tous les Chirurgiens de service dans les salles, Sous-Aides et Elèves, seront rendus à l'Hôpital à six heures du matin en été (depuis le 1ᵉʳ avril jusqu'au 30 septembre), et à sept heures en hiver (depuis le 1ᵉʳ octobre jusqu'au 31 mars). Ils s'inscriront immédiatement sur une feuille de présence qui sera déposée tant à la chambre de garde de la Chirurgie, qu'à celle de la Pharmacie. Dans le cas où quelqu'un d'eux tomberait malade inopinément et ne pourrait venir à l'Hôpital, il devra en prévenir ou en faire prévenir le Chirurgien en chef, qui le fera remplacer ou suppléera de toute autre manière à son absence. Les Chirurgiens de service à la Pharmacie préviennent le Pharmacien en chef des maladies qui peuvent les empêcher de venir à l'Hôpital, et si l'absence se prolonge au-delà de quarante-huit heures, un Aide-Major Chirurgien ira voir les Sous-Aides ou Elèves malades et rendra compte du résultat de sa visite aux Officiers de Santé en chef.

Les visites dans tous les services commenceront aux heures qui viennent d'être indiquées, à l'exception des salles de Clinique, dans lesquelles la visite sera faite en dernier lieu. Celle de la Clinique externe sera, autant que possible, terminée au moment où le Médecin en chef commencera la sienne dans la salle de Clinique interne.

Les Chirurgiens-Sous-Aides et Elèves désignés pour écrire les prescriptions, doivent préparer leurs cahiers avant l'heure du service, et être présens au numéro où commence la visite, ne devant jamais se faire attendre.

Les Chirurgiens-Sous-Aides et Elèves autres que ceux qui tiennent les cahiers, suivront la visite dans chacune des salles auxquelles ils sont attachés, pour donner à l'Officier de Santé traitant les renseignemens qu'il peut avoir à leur demander sur les malades.

Tous indistinctement sont tenus d'assister à la visite dans les salles de Clinique externe et interne, à moins qu'ils ne soient retenus pour le service dans leurs propres salles.

Les Officiers de Santé chefs de service dans les sections de fiévreux, de blessés et de vénériens font la répartition des Chirurgiens-Sous-Aides et Elèves placés sous leurs ordres, et leur assignent les fonctions auxquelles ils les jugent le plus propres. Ils désignent, chacun dans son service, un Sous-Aide pour être chef de Clinique. Les fonctions des Chefs de Clinique consistent à recueillir les observations qu'il leur est recommandé de faire ou que font leurs condisciples, à prendre le cahier pour faire la visite, en présence du Chef de service, le jeudi et le dimanche, à s'assurer journellement de l'exécution des prescriptions chirurgicales et de la régularité des pansemens auxquels ils concourent, pour les cas les plus graves, particulièrement dans les salles de blessés. Prenant ainsi directement part au traitement des malades, ils exercent une surveillance active sur toutes les parties du service et en sont responsables envers le Chef. Les autopsies, complément des observations, sont particulièrement confiées à leur diligence.

Il est mis à la disposition du Pharmacien en chef, pour chaque service particulier dans les sections de fiévreux, de blessés et de vénériens, un Chirurgien Sous-Aide et deux Elèves, qui sont chargés alternativement de la tenue des cahiers de visite, indépendamment des autres fonctions qu'ils remplissent, sous ses ordres, et qui ont pour objet de les exercer à la préparation des médicamens, à la manière de les administrer aux malades, et au mode de comptabilité adopté pour en régler la dépense.

Tous les trois mois, les Sous-Aides et Elèves attachés aux trois sections ci-dessus changent de service et alternent dans l'ordre suivant : ceux des fiévreux passent aux blessés, ceux des blessés aux vénériens et ceux des vénériens aux fiévreux. Les galeux sont provisoirement compris dans le service des blessés et ne forment pas une section à part.

Sont également changés tous les trois mois les Sous-Aides et Elèves de service à la Pharmacie, mais à tour de rôle, et en commençant, pour les uns et pour les autres, par les plus anciens à l'Hôpital. Aucun ordre n'est observé pour entrer dans une section de malades en sortant de la Pharmacie; les Sous-Aides et Elèves qui quittent ce service sont répartis dans les diverses sections en raison des besoins.

Les Chirurgiens Aides-Majors veilleront à ce que l'ordre du service qui vient d'être exposé soit exactement observé dans toutes les salles, et se conformeront eux-mêmes aux dispositions qui les concernent, en dressant chaque trimestre le tableau du renouvellement des Sous-Aides et Elèves dans les différentes sections de malades et à la Pharmacie.

PANSEMENS ET MOYEN D'EXÉCUTION.

Dans chaque service, les Chirurgiens - Sous - Aides et Elèves seront indifféremment chargés de faire les pansemens ou de suivre les visites.

Les pansemens du matin, dans les salles de blessés et de vénériens, commencent avec la visite, afin que l'Officier de Santé chef de service puisse voir successivement les blessures ou les symptômes syphilitiques de l'extérieur avant de prescrire le traitement; dans les salles de fiévreux, les pansemens pourront être faits avant ou pendant la visite, selon que le Chef de service l'indiquera, ayant aussi quelquefois à examiner les complications externes, l'état des exsutoires ou les effets produits sur la peau par les différens topiques qu'il a prescrits.

Les pansemens du soir seront faits, dans toutes les salles, à trois heures.

Les Chirurgiens chargés des pansemens du matin, chacun dans la division qui lui est assignée, les renouvellent eux-mêmes le soir, lorsque les malades doivent être pansés deux fois par jour; en conséquence, les Chirurgiens de garde ne pourront faire d'autres pansemens le soir que ceux de leur propre service. Sont exceptés les cas extraordinaires dans lesquels les malades doivent être pansés plus de deux fois dans la journée ou à des heures différentes de celles du service; les Chirurgiens de garde, en pansant ces malades, exécutent alors une prescription faite pour l'intervalle des visites, et ne dispensent point les Chirurgiens des salles de revenir à l'Hôpital pour les pansemens ordinaires du soir.

Tous les Chirurgiens-Sous-Aides et Elèves étant susceptibles d'être chargés alternativement ou instantanément, dans le cours du service, de faire des pansemeus, doivent toujours être pourvus de leurs instrumens portatifs particuliers, y compris un lancetier contenant au moins quatre lancettes, le tout constamment entretenu en bon état.

Chacun d'eux reçoit, en entrant en fonctions, un appareil ou boîte à compartimens qu'il tient dans la plus grande propreté et convenablement garni des moyens de pansemens fournis soit par la Pharmacie, soit par le Magasin de l'Hôpital. Immédiatement après le service, les appareils sont reportés à la Chambre de garde et remis dans les armoires qui doivent les renfermer.

Le linge, la charpie, les bandes et les bandages de différentes formes confectionnés, tels que suspensoirs, écharpes, bandages de corps, en T et triangulaires sont livrés par l'Administration, dans des quantités déterminées, aux Infirmiers-Majors de chaque service et tenus par eux, dans des armoires particulières, à la disposition des Officiers de Santé. Les Chefs de Clinique prennent tous les matins, sur cette provision, les compresses, la charpie, les lambeaux, les bandes et les bandages confectionnés nécessaires pour le service du jour et en font des bons qu'ils remettent aux Infirmiers-Majors, avec la distinction du nombre de compresses n°ˢ 1, 2 ou 3, du nombre de bandes, de bandages et de paquets de lambeaux ayant au poids à peu près 250 grammes. Leur sont délivrés de la même manière le cordon, les mèches de coton, les épingles et autres menues fournitures dont le dépôt est également fait aux Infirmiers-Majors. Ceux-ci reçoivent, jour par jour, en exhibant les bons qui leur ont été donnés, le remplacement des objets employés au service, et maintiennent ainsi toujours dans les mêmes proportions, pour les besoins du lendemain, les divers articles sus-mentionnés dont l'Administration les rend responsables. A la fin du mois, les bons partiels sont totalisés par le Chirurgien en Chef qui fait un bon général de la consommation réelle, en distinguant le linge neuf du linge reblanchi; cette consommation est toujours indiquée au poids d'après l'évaluation des quantités qui n'ont pu être que numériques sur les bons partiels.

Des modèles de compresses, de bandes et de bandages confectionnés sont déposés au Magasin de l'Hôpital.

Chaque jour, au moment du service, les Chefs de Clinique distribuent eux-mêmes aux Sous-Aides et Elèves chargés des pansemens, le linge et la charpie qu'ils ont reçus des Infirmiers-

Majors, en comprenant dans cette distribution les pansemens du soir ; il est recommandé aux uns et aux autres d'apporter la plus grande économie dans l'emploi de ces objets de pansement. Les lambeaux servent non-seulement à absterger les plaies et à entretenir la propreté dans leurs environs, mais encore à la préparation et au pansement des vésicatoires, aux petits cataplasmes et aux applications toujours assez locales des ulcères vénériens.

Indépendamment des moyens de pansement ci-dessus, il existe à la chambre de garde une armoire appelée des appareils, laquelle est pourvue, par les soins du Chirurgien en Chef, de tout ce qui est nécessaire à la confection instantanée des appareils à fracture, à amputation et autres propres à remédier aux accidens qui demanderaient de prompts secours. Des compresses et des bandes de toutes les dimensions y sont déposées, ainsi qu'une réserve de grand linge pour des bandages de forme imprévue si la nature des accidens le requérait. Cette armoire est ouverte au Chirurgien de garde dans les cas urgens ou pour y prendre quelques instrumens laissés à sa disposition, tels que une algalie, une sonde de gomme élastique, des aiguilles à ligature, un tourniquet, etc., etc.

Dans les cas ordinaires, le Chirurgien de garde se fait ouvrir, pour le pansement des entrans et dans la division où ils sont placés, l'armoire de l'Infirmier-Major ; il fait des bons pour les objets qu'il a employés, et cette consommation est remplacée le lendemain avec celle du service.

Les compresses ayant une longueur et une largeur métriques déterminées, il est recommandé de les employer, autant que possible, dans les dimensions qu'on leur a données, afin qu'elles puissent rentrer dans leur classe après avoir été reblanchies; on doit, par le même motif, éviter de couper les bandes et les bandages pour en débarrasser les malades.

Les bons pour les préparations pharmaceutiques servant aux pansemens journaliers, tels que le cérat, la pommade épispastique, l'extrait de saturne, l'eau-de-vie camphrée, la solution d'opium, le sparadrap, etc., sont faits par les Aides-Majors, pour toutes les salles, et signés par le Chirurgien en Chef; les quantités y sont indiquées en toutes lettres, et on a soin de toujours prendre à l'avance les substances le plus généralement employées, afin que les Chirurgiens Sous-Aides et Elèves de pansement puissent, par les soins des Aides-Majors, en garnir leurs appareils avant le service du matin. Les bons qui concernent les applications particulières, prescrites aux visites, de même que ceux pour les sangsues, sont faits par les Chefs de Clinique et signés par les Chefs de service qui tiennent la main à ce que les quantités y soient toujours indiquées en toutes lettres.

Avant de commencer un pansement, le Chirurgien qui en est chargé prépare ou achève de préparer l'appareil qu'il se propose d'appliquer; cette précaution est de rigueur, tant pour ne pas prolonger inutilement l'agitation que le pansement peut causer au malade, que pour éviter de laisser les plaies exposées trop long-temps à l'action de l'air. Les appareils compliqués, ou qui demandent du temps pour en disposer convenablement toutes les parties, doivent toujours être préparés à la chambre de garde, et même quelquefois dès la veille. La même prévoyance est nécessaire de la part du Chirurgien qui va faire un pansement, pour qu'il ne soit pas exposé à attendre les autres choses qui doivent lui servir, tels que les décoctions, les cataplasmes, le drap que l'on place sous les membres blessés, et tous les moyens accessoires qui rentrent dans l'office des Infirmiers. Dans les cas graves il doit, après le pansement, placer la partie blessée sur des alèzes ou sur des coussins, indiquer les soins à prendre pour que le malade soit remis dans une position commode, et faire régner autour de lui et dans ses fournitures la plus grande propreté.

Les Chirurgiens-Aides-Majors sont spécialement chargés de surveiller les pansemens dans toutes les salles et de diriger les Elèves qui y seraient peu exercés; ils s'assurent si les saignés et les applications ordonnées à la visite ont été exécutées, pratiquent les opérations qu'il peut être nécessaire de faire dans les salles de fiévreux, et pourvoient, avant de sortir de l'Hôpital, aux différentes parties du service qui auraient été oubliées ou qui souffriraient quelque retard.

DISTRIBUTION DES MÉDICAMENS.

Dans chaque service, le Chirurgien-Sous-Aide ou Elève qui a écrit la visite pour la Pharmacie fait, le cahier à la main, la distribution des médicamens; elle a lieu deux fois par jour : le matin, immédiatement après la visite et une heure avant la distribution des alimens, pour les médicamens à prendre dans la journée; le soir, une heure après la distribution des alimens, pour les médicamens à prendre dans la soirée. Si des médicamens ont été prescrits pour le lendemain matin, la distribution en est faite de la même manière, avant l'heure du service.

Le Sous-Aide ou l'Elève fait prendre devant lui, en même temps qu'il les distribue, les médicamens qui doivent être administrés en une seule dose, ou une première dose de ceux qui doivent être donnés en deux ou trois fois; il indique au malade s'il peut l'entendre, et dans tous les cas à l'Infirmier qui en a soin, la manière dont on doit faire usage des médicamens qu'il ne fait pas prendre en sa présence.

Sont compris dans la distribution dont est chargé le Chirurgien de service à la Pharmacie, tous les médicamens externes que le malade emploie lui-même, ou que l'Infirmier lui applique, tels que les linimens, les pommades, les embrocations, les collyres, les gargarismes, les poudres dentifrices : en sont exclus tous les médicamens du même genre, simples ou composés, dont l'emploi est soumis à des procédés particuliers, et que l'on connaît sous la dénomination de fomentations, de lotions, d'ablutions, d'injections, qui rentrent dans les prescriptions chirurgicales.

Les médicamens distribués dans des capsules de papier, dans des pots ou dans des bouteilles, selon leur nature, sont désignés par des étiquettes qui portent le numéro du lit du malade auquel on les a prescrits : cette précaution est aussi observée pour les pots à tisane ; mais aussitôt que le malade cesse d'avoir une tisane particulière, l'étiquette est retirée.

En cas de refus de la part du malade de prendre le médicament qui lui est prescrit, ou lorsque le Chirurgien qui devait le distribuer reconnaît que quelque accident inattendu s'oppose à ce qu'il soit administré, il en rend compte le lendemain à l'Officier de Santé chef de service.

DISTRIBUTION DES ALIMENS.

Les Chirurgiens-Sous-Aides et Elèves attachés à chacune des divisions du service, sont alternativement présens à la distribution des alimens le matin et le soir; ils y assistent, le cahier à la main, et veillent à ce que chaque malade reçoive les alimens qui lui ont été ordonnés, à moins que la fièvre, ou quelque autre accident survenu depuis la visite, n'oblige à les diminuer ou à les supprimer entièrement.

Les tours de distribution sont commandés chaque jour par un Aide-Major, en même temps que la garde, et dans l'ordre d'ancienneté à l'Hôpital, en commençant par les Sous-Aides. Les Chirurgiens de garde ne peuvent être de distribution que dans la division du service à laquelle ils appartiennent. Toutefois, si les alimens prescrits pour les entrans n'avaient pas été compris dans la distribution faite aux autres malades, par oubli, ou parce qu'ils auraient été admis à l'Hôpital pendant le service de la Dépense et des Cuisines, les Chirurgiens de garde leur feraient faire, dans les salles où ils se trouvent, une distribution secondaire.

Les entrans arrivés le matin après onze heures et le soir après cinq heures, n'ont plus de droit à réclamer des alimens par addition à la distribution qui est terminée.

Chaque jour, aux heures des distributions, les Chirurgiens-Aides-Majors se rendent à l'Hôpital, pour s'assurer si les

Sous-Aides et Elèves de distribution sont présens dans leurs salles respectives, et exécutent les dispositions ci-dessus, extraites du Réglement. En cas d'absence de la part des Sous-Aides ou des Elèves, les Aides-Majors en font le lendemain leur rapport au Chirurgien en Chef, qui approuve les punitions qu'entraîne cette absence, et dont il est rendu compte par lui, dans les rapports généraux, au Sous-Intendant militaire.

ARTICLES ADDITIONNELS.

L'action du grade supérieur sur le grade inférieur, et la subordination dans chaque profession, ou d'une profession à une autre, doivent être observées par tous les Officiers de Santé employés dans un même corps ou dans un même service.

Les Officiers de Santé de tous grades dépendent de l'Autorité militaire, sous le rapport de l'ordre public et de la discipline.

Dans les Hôpitaux, aux Ambulances et dans les Postes sédentaires, ils sont sous les ordres des Intendans et Sous-Inteudans militaires, pour tout ce qui est relatif à la discipline, à l'exécution du service et des Réglemens.

Les Officiers de Santé des grades supérieurs, dans les Hôpitaux militaires, ne peuvent infliger de punitions à ceux des grades inférieurs, sans en informer l'Officier de Santé en Chef de la profession à laquelle ces derniers appartiennent.

Toute demande ou réclamation faite par les Officiers de Santé au Ministre, quelqu'en soit l'objet, doit être transmise par la voie hiérarchique suivante :

Dans les Hôpitaux,
{ le Chef direct.
le Sous-Intendant.
l'Intendant de la division.

Dans les Corps,
{ le Colonel ou le Chef de corps.
le Maréchal-de-Camp.
le Lieutenant-Général commandant la division, ou l'Inspecteur-Général.

Les réclamations individuelles sont seules autorisées.

Les Officiers de Santé de tous grades doivent faire leur service, dans les Hôpitaux militaires, en Capote de drap bleu, Boutons uniformes, et en Bonnet de police.

INSTRUCTION

POUR LA TENUE

DES

CAHIERS DE VISITE.

1° Les cahiers de visite sont divisés en deux parties, l'une pour les jours impairs et l'autre pour les jours pairs.

2° Ils sont changés tous les mois, et il est expressément recommandé de les tenir proprement et lisiblement.

3° Les malades y sont désignés par leurs noms et prénoms, les corps auxquels ils appartiennent, et par les numéros des lits qu'ils occupent. Le genre de la maladie est porté à la colonne d'observations, qui sert aussi à noter les changemens qui peuvent, d'un jour à l'autre, survenir dans le diagnostic. L'invasion, l'entrée à l'Hôpital et les mutations ont leurs colonnes particulières; les mutations qui concernent les changemens de numéro ou de salle d'un même service indiquent seulement que les malades sont portés sur d'autres feuilles des cahiers, et on se contente de le noter dans la colonne par ces mots : Passé à tel numéro même salle, ou à tel numéro de telle salle, sans arrêter les premières prescriptions.

4° Lorsqu'un malade cesse d'appartenir à un service, soit par sortie, par évacuation dans une autre division ou sur un autre Hôpital, soit par décès, l'Officier de Santé traitant arrête les prescriptions, en signant la feuille correspondante des cahiers de visite, et après avoir exprimé de l'une des manières suivantes, immédiatement au-dessous de la dernière prescription, la cause de cette cessation : *Sorti guéri ; sorti en congé de convalescence ; sorti incurable pour avoir sa retraite ; sorti incurable réformé ; évacué dans tel service ou sur tel Hôpital ; évadé ; mort à la suite de*.......

Chaque fois qu'il y a à clore une prescription, les Chirurgiens qui écrivent la visite indiquent au Chef de service les feuilles de leurs cahiers qu'il doit signer.

5° Indépendamment des signatures ci-dessus, les cahiers des jours impairs et des jours pairs sont signés à la fin du mois au bas de la page du titre, d'abord par les Chirurgiens qui les ont tenus, puis par l'Officier de Santé qui a fait la visite, lequel s'assure si les indications que présente cette page sont exactement remplies.

6° Les prescriptions d'alimens et de médicamens sont inscrites par le Chirurgien de la salle et par celui de service à la Pharmacie, de manière que l'Officier de Santé traitant puisse, s'il le juge convenable, se servir le lendemain, à la visite, indifféremment du cahier de la Chirurgie ou de la Pharmacie, pour connaître les prescriptions de la veille.

7° Afin de rendre les écritures plus expéditives, les abréviations suivantes sont admises dans les prescriptions alimentaires :

Portion (Pain)......... P.
Trois quarts. .... 3 Q.

Demie. . . . . M.

Quart. . . . . Q.

Demi-quart ou Soupe. . . . S.

Panade . . . . . , ... Pan.

Soupe maigre. . . . . S. M.

Légumes . . . . Lég.

Riz au gras . . . . R. G.

Riz au lait. . . . . R. L.

Bouillie. . . . . B^{ie}.

Vermicelle au gras. . . . . . Ver. G.

—   au lait . . . . . . Ver. L.

Semoule au gras . . . . Sem. G.

—   , au lait. . . . . . . Sem. L.

Crême de Riz au gras . . . . C. R. G.

—   au lait. . . . . C. R. L.

Pruneaux. . . . . P^{x}.

Œufs à la coque. . . . . . . O O.

—   frits. . . . . O O f.

Omelette. . . . . Om.

Pomme. . . . . Pom.

Soupe au lait. . . . . S. L.

Lait simple . . . . L.

Bouillon gras . . . . B.

—   maigre. . . . . B. M.

Si le Bouillon est aux œufs
on ajoute au-dessous . . . O.

8° La viande est implicitement comprise dans la prescription du pain, jusqu'au quart de portion inclusivement ; en place de bœuf, les malades à la demie et au-dessous, même au demi-quart ou soupe, peuvent recevoir du veau ou du mouton en côtelettes grillées ou apprêtées à la sauce ; d'autres fois la viande est supprimée, et on n'accorde que des légumes ou de légers alimens ; d'autres fois encore les légumes ou les légers alimens sont donnés par supplément avec la viande, aux malades à la demie ou au quart de pain. Ces prescriptions demandent quelque attention pour que l'inscription sur les cahiers en soit exacte. En voici les formules :

Viande seule............	P.	3 Q.	M.	M.	Q.	Q.	S.
	»	»	»	Côt.	»	Côt.	Côt.
Légumes ou légers alimens seuls.	»	»	M.	M.	Q.	Q.	S.
			Lég.	O O	R. L.	B^ie	P^x
Légumes ou légers alimens par supplément avec la viande..	»	»	M.	M.	Q.	Q.	S.
			V.	Côt.	V.	Côt.	Côt.
			Lég.	R. L.	P^x.	Om.	P^x.

On ne donne guère une côtelette avec la soupe, quoiqu'on y soit autorisé par le Réglement, pourvu que le malade soit au régime gras. La viande, pour les malades à la demie et au quart, ne peut jamais être remplacée par un second légume ou un second aliment léger.

9° Les légumes et tous les alimens légers sont prescrits par portion et demi-portion ; dans ce dernier cas on fait précéder la prescription du signe ¼, comme dans les exemples suivans des prescriptions les plus simples du régime alimentaire, excepté le bouillon seul :

B.	Ver. g.	½ R. g.	B.
½ P^x.	½ P. (1 Pomm.)	.½ B^{ie}.	½ C. R. L.

10° Quand les malades sont au régime maigre, ils peuvent recevoir une soupe maigre ou un bouillon maigre, et un légume ou un aliment léger.

En place de soupe maigre ou de bouillon maigre, il est permis d'accorder un second aliment léger ; mais on ne doit jamais doubler la portion du même aliment. Exemples pour les deux cas :

3 Q.	M.	M.	Q.	3 Q.	M.	Q.	S. L.	L.
S. M.	S. M.	B. M.	S. M.	Lég.	V. L.	R. L.	Pom.	P^x.
Lég.	Lég.	Om.	B^{ie}.	R. L.	Om.	B^{ie}.	»	»

De cette manière, le malade dont la prescription porte un légume et un léger aliment, ou deux légers alimens, est forcément au régime maigre. La soupe maigre donnée à un malade à la demie et au-dessous, mais au régime gras, tient lieu du légume ou de l'aliment léger que l'on pouvait lui prescrire par supplément.

Les Officiers de Santé chefs de service doivent toujours, dès la veille, donner avis au Comptable, des malades qu'ils se proposent de mettre au régime maigre.

11° La diète est toujours absolue et on ne doit, dans aucun cas, faire signifier à cette expression autre chose que la privation complète des alimens , même du vin. Ainsi, les articles du Réglement qui accordent aux malades mis à la diète un léger aliment ou un bouillon, sont, médicalement parlant, d'une exécution impossible et impliquent contradiction. Le malade qui reçoit un bouillon, maigre ou gras, n'est déjà plus à la diète. En conséquence, il doit être établi, comme règle, que la diète exclut toute prescription alimentaire qui altérerait sa signification. Pour plus de régularité on indique sur le cahier, de la manière suivante, que la diète est absolue : D. abs.

12° Le vin est prescrit séparément et indépendamment de tout aliment, avec les mêmes abréviations que le pain, à l'exception du demi-quart ou soupe qui ne comporte pas de vin. Toutefois, l'Officier de Santé traitant peut, dans ses prescriptions, s'écarter des proportions du pain pour les malades qui ne seraient pas aux trois quarts, et leur donner le vin depuis le quart jusqu'à la portion, même à ceux qui n'auraient en aliment que la soupe ou un bouillon. Le D. significatif de diète ne doit jamais être mis dans la colonne du vin. Quand le vin est supprimé, on l'indique ainsi : S. V. *sans vin.*

L'abréviation B^re désigne la bière dont l'usage est quelquefois admis pour les vénériens et les galeux, ou pour d'autres malades dans certaines localités.

La portion entière d'alimens ordinaires, pain, viande et vin, ne doit pas être prescrite à un malade pendant plus de trois jours avant sa sortie.

Il est d'usage que les officiers reçoivent, pendant toute la durée de leur séjour à l'Hôpital, et autant que leur état le permet, un légume ou un aliment léger en sus de ce qui est accordé aux soldats.

13° Par une disposition expresse du Réglement, il est défendu de se servir des anciens caractères chimiques ou pharmaceutiques pour désigner les substances médicamenteuses et les doses auxquelles on les administre ; les abréviations d'écriture ne sont même autorisées, dans un service courant , qu'autant qu'elles ne peuvent exposer à aucune méprise. Voici quelques-unes des abréviations en usage :

Limonade tartrique.	Lim. tart.
Tisane commune	Tis. com.
Eau gommeuse.	Eau gom.
Potion antispasmodique	Pot. antisp.
Potion gommeuse opiacée	Pot. gom. op.
Potion gommeuse avec addition de trois décigrammes de sulfate de quinine . .	Pot. gom. ad. sul. quin. o,3
Lavement amilacé, addition de cinq centigrammes d'opium.	Lav. amil. ad. op. oo,5.
Collyre sédatif, addition de cinq décigrammes d'opium.	Coll. séd. ad. op. o,5
Petit lait 5oo grammes, addition de sulfate de soude 35 grammes	Petit lait gram. 5oo , ad. sulf. soude gram. 35.
Potion gommeuse avec addition d'un centigramme de deuto-chlorure de mercure.	Pot. gom. ad. deuto-chlorure de mercure oo,1.

Ces simples formules s'appliquent à tous les médicamens admis dans les Hôpitaux militaires, et dont les Officiers de Santé peuvent varier les prescriptions et les mélanges. ...

14° Indépendamment des prescriptions alimentaires et médicamenteuses, les cahiers de visite font mention des moyens extérieurs employés pour remplir certaines indications, tels que les sétons, les vésicatoires, les sinapismes, les moxas et diverses applications dont l'usage journalier ou repris par intervalle complète les traitemens adoptés ; ils indiquent les saignées à faire et la quantité de sang à tirer, soit immédiatement, soit à l'apparition de nouveaux symptômes ; les pansemens ou d'autres soins à renouveler dans le jour ; l'observation dont quelques malades peuvent être l'objet, pour constater des maladies suspectes ou douteuses, et répètent enfin les recommandations que l'on aurait déjà faites concernant les affections aiguës dont la marche exige quelquefois une étude de tous les instans. Lorsque, dans les cas graves, les Officiers de Santé chefs de service croient devoir se réunir pour déterminer les bases d'un traitement ou la nécessité d'une opération majeure, le résultat de la consultation est porté dans la colonne d'observations des cahiers de visite et signé par tous les consultans.

15° Tous les jours, immédiatement après la visite, les cahiers du Chirurgien des salles et du Chirurgien de la Pharmacie sont collationnées pour rectifier les erreurs qui auraient pu s'y glisser ; cette opération se fait sous les yeux du Chef de service.

16° Le Chirurgien qui a tenu le cahier pour le service intérieur de la division fait ensuite le relevé des alimens ; ce relevé doit être daté et signé par l'Officier de Santé qui a fait les prescriptions ; il est remis au Comptable au moins une heure avant la distribution.

17° Après ce premier relevé, le Chirurgien de visite fait celui des bains simples ou sulfureux, des pédiluves, des douches, des bains de vapeur, des fomentations et lotions qui ont été ordonnés ; il le signe et le remet à l'Infirmier-Major qui est chargé ou de veiller à l'exécution de ces prescriptions, ou de s'assurer si elles ont été exécutées, afin de pouvoir en rendre compte.

18° Les prescriptions chirurgicales journalières dont l'exécution immédiate appartient aux Chirurgiens de service dans les salles, n'exigent pas qu'il en soit fait un relevé ; chacun d'eux étant présent à la visite est suffisamment averti des changemens qu'il a à apporter dans les pansemens, des saignées qu'il doit pratiquer, des ventouses, des moxas, des sinapismes, des cataplasmes et autres applications qui ne souffrent pas de retard. Le Chef de Clinique fait régulièrement le bon des sangsues, en indique le nombre en toutes lettres, par numéros de lits, et le présente au visa de l'Officier de Santé traitant ; il fait également le bon des préparations pharmaceutiques prescrites à la visite pour l'extérieur, et dont les quantités doivent toujours être mises en toutes lettres.

19° Un relevé est au contraire nécessaire pour les prescriptions dont l'exécution est remise à des heures différentes de la journée, pour la levée des sinapismes, l'entretien des saignées locales rendues permanentes. Le Chirurgien de visite fait ce relevé et y signale en outre les malades qui réclament les soins dont il est parlé à l'article 14 ci-dessus, puis il le signe et le remet au Chirurgien de garde.

20° Le Chirurgien qui a écrit la visite pour le service de la Pharmacie, fait un relevé des médicamens prescrits, semblable à celui que le Chirurgien des salles fait pour les alimens; il y comprend les médicamens qui ont été donnés la veille, sur les bons des Chirurgiens de garde, aux entrans et aux autres malades, après les avoir portés sur le cahier à chaque numéro correspondant. Le même fait le relevé des lavemens simples ou composés qui ont été ordonnés à la visite, y indique l'heure à laquelle ils doivent être administrés et le remet à l'Infirmier chargé de ce service.

21° Les Chirurgiens chargés des inscriptions sont tenus d'écrire de leur main leurs cahiers et les relevés.

22° Les cahiers de visite sont communiqués au Comptable, chaque fois qu'il en fait la demande; ils lui sont remis régulièrement à la fin du mois par les Aides-Majors, Chirurgiens et Pharmaciens, pour être échangés contre de nouveaux qu'ils distribuent dans les différens services.

23° Chacun des Officiers de Santé traitans demeure responsable des dispositions ci-dessus relatives à la tenue des cahiers de visite et à l'exactitude des relevés.

24° Les Chirurgiens-Elèves tiennent les cahiers concurremment avec les Sous-Aides et mois par mois, d'après la désignation du Chef de service.